El Desafío El Desafío

APRENDE A CONTROLAR TU TINNITUS RÁPIDAMENTE, VUELVE A DISFRUTAR DE AGRADABLES NOCHES DE DESCANSO Y DISFRUTA TU VIDA NUEVAMENTE

Dennis V Gilmore Jr.

PRÓLOGO:

EL TINNITUS ES UN REGALO, ÚSALO SABIAMENTE

Reduce o elimina los síntomas de tinnitus en 15 minutos o menos. Aprende a reducir el sonido de tu tinnitus y vuelve a dormir placenteramente. Disponible de manera gratuita para clientes de Kindle Unlimted.
El autor, Dennis V. Gilmore Jr., es un marinero retirado de las fuerzas militares de los Estados Unidos de América y vive en el norte de Nueva York con su esposa Lynn.

Contenido

Tengo tinnitus. He experimentado cada emoción que esto conlleva, desde la irritación leve hasta la aplastante, falsa sensación de desesperanza. Una vez gobernó todos mis pensamientos, me mantuvo despierto durante días y me atormentó. Hoy, no puedo imaginarme vivir sin él.

He aprendido a usarlo y manejarlo, todo al mismo tiempo. Ahora me alerta cuando he pasado demasiado tiempo inactivo e improductivo. Me ha ayudado a mejorar mi calidad del sueño y la salud general, y continúa proporcionándome una fuente constante de fuerza de voluntad para lograr metas que nunca pensé tener el tiempo o la energía para lograr.

Este libro te enseñará rápidamente las técnicas básicas que utilizo para calmar mi tinnitus y usarlo para mi beneficio. No hay equipo que comprar, ni dieta especial o programa de ejercicios a seguir. Cada técnica está diseñada para producir una rápida disminución en la intensidad en la que percibes el sonido del tinnitus.

Antes de comenzar tenemos que hablar de, ANTES QUE NADA, buscar ayuda médica. No soy médico. Nada de lo que digo aquí debe ser considerado como un consejo médico. Consulta primero a tu médico. Un médico podría encontrar una cura para tu tinnitus, pero este libro no. Todavía tengo tinnitus, y tu seguirás teniendo tinnitus después de leer este libro. Lo que cambiará es cómo respondes emocionalmente y cómo actúas físicamente ante él. Lo que será diferente es cómo mejora tu vida al usar el tinnitus para tu beneficio.

Sí, habrá días en los que bajes el volumen del tinnitus hasta que no puedas oírlo. Sí, podrás dormir como un bebé, pero seguirá ahí, apareciendo de vez en cuando, especialmente cuando estés de perezoso.

El tinnitus es un regalo. Es poderoso, a veces *demasiado* poderoso. Al igual que un tractor agrícola o un caballo grande, puede ser difícil de manejar al principio, pero cuando aprendas a montarlo, verás todos sus beneficios y no querrás que te abandone.

Como paciente de tinnitus, estoy muy consciente de cuándo me molesta más. Por lo tanto, empiezo con una técnica que llamo "El Desafío de 15 Minutos." Pero, debido a que es gratis y funciona al instante y no hay que leer 300 páginas de síntomas y causas, bueno, voy a tener que engañarte para que intentes este método.

Descubrí el Desafío de 15 Minutos una noche después de cuatro días de insomnio causado por un fuerte e interminable zumbido en mi cabeza. Desesperado, decidí enfrentarme a mi tinnitus y tomarlo por los cuernos. Me fui al lugar más tranquilo de mi casa, apagué todas las luces, me coloqué unas orejeras y pasé 15 minutos centrando mi atención únicamente en mi tinnitus.

Da miedo, ¿cierto? Te han dicho que enmascares los sonidos del tinnitus, que utilices dispositivos de ruido blanco, que reproduzcas sonidos de selva tropical, cualquier cosa, pero que evites concentrarte deliberadamente en él. Yo también tenía miedo, pero algo fantástico sucedió. Cientos de pensamientos perdidos lograron distraerme momentáneamente de mi tinnitus. Mientras trataba de reorientar mi atención, noté que el tinnitus era cada vez más difícil de escuchar e incluso difícil de aferrarme a él. Mi cuerpo comenzó a relajarse y descubrí que estaba sumamente somnoliento. Más y más pensamientos irrelevantes y mundanos (tareas inacabadas, contenido del refrigerador, etc.) se deslizaron y tomaron el control. Mi cerebro estaba descartando rápidamente el sonido del tinnitus como algo importante. En pocos minutos decidió cerrar la falsa alarma de mi tinnitus y obligarme a concentrarme en cosas más importantes como: "¿Qué hora es en Irlanda?" y "¿Dónde están mis calcetines de invierno?".

Cuando mi temporizador se apagó, no estaba seguro de si me había quedado dormido o había logrado permanecer despierto durante los 15 minutos. Apenas escuchaba mi tinnitus. Agotado, caí en la cama y dormí durante ocho horas por primera vez en años.

Eso fue como el tráiler de la película. Si mueres de curiosidad, puedes saltar ahora mismo al Inicio Rápido y probarlo tú mismo. Más tarde te mostraré paso a paso cómo tomar el desafío (incluso he incluido una transcripción de una de mis sesiones de desafío). Pero no olvides volver aquí cuando termines. ¡O cuando te despiertes de nuevo!

Esa primera victoria me expuso no sólo a la mayor debilidad de mi tinnitus y cómo vencerlo, sino también a cómo usarlo. Día a día, paso a paso, aprendí una variedad de métodos para combatir mi tinnitus. Ahora tengo técnicas para manejarlo en el trabajo, en la mañana, e incluso puedo controlar los ocasionales picos intensos. Todos estos métodos me ayudan a relajarme, a mantener mi actividad física o a alcanzar mis metas más desafiantes. ¡La mayoría de ellas logran los tres!

Esto me lleva a un punto importante. No hay ninguna cura en este libro, pero tampoco hay nada negativo en él. Cada método que encontrarás en este libro para tratar tu tinnitus es una combinación simple de actividades saludables y productivas que agregan valor a tu vida. Básicamente, vas a tratar tu tinnitus como una fuente personal de motivación constante. Tu tinnitus ahora será un mentor, un entrenador personal. Podrá hacerte sudar, pero no te hará sufrir.

Calmar el tinnitus puede ser su único objetivo, o tal vez sólo necesitas dormir, y eso está bien; toma el desafío de 15 minutos, observa la rapidez con la que tu tinnitus se desvanece, y descansa un poco. Sin embargo, tu verdadero objetivo debe ser utilizar su poder para alcanzar tus metas personales y ayudar a aquellos que todavía lo padecen.

Haz un compromiso contigo mismo ahora para ayudar a cualquiera que sufra de tinnitus. Amigo o enemigo, promete estar con ellos y hacerles frente a los tramposos y fraudulentos que venden curas falsas. Acércate a ellos cuando veas desesperación en sus rostros o en su voz. Confróntalos, hacerles saber que has estado allí, coloca una mano sobre su hombro y guíalos hacia adelante.

Puedes salvar una vida, y eso te llenará de plenitud.

He decidido hacer un libro corto por dos razones:

1. Necesitas ayuda ahora. No tienes tiempo para leer otra lista de causas médicas y síntomas de tinnitus, así que no los incluí.
2. Más corto, más barato. Con suerte, podrás obtener este libro gratis si eres suscriptor de Kindle Unlimited. Si compraste la versión impresa, al mantenerla corta he reducido considerablemente los costos de impresión y su precio de venta.

Tengo varios meses trabajando en este libro. Puede ser corto, pero implicó un esfuerzo considerable. Si encuentras algo de valor en él, tengo un par de favores que pedirte.

1. Por favor, deja una reseña que anime a otros a leerla. Sé específico sobre cómo te ayudó, aquellos que leen tus comentarios están sufriendo, y cuando revisan un libro sobre tinnitus tu reseña será tomada en cuenta como la de un experto.
2. Si este libro realmente te ayudó, perdóname por el epílogo. Escribí por dos razones. La primera fue salvar a un compañero que sufre de tinnitus de la mentira de que no hay esperanza. La segunda razón es un secreto que sólo se encuentra en el epílogo.

¿Listo para domar tu tinnitus y empezar a usar su tremendo poder?

¡Vamos!

INICIO RÁPIDO

¿Quieres saber de inmediato si este libro puede ayudarte? ¿Necesitas dormir un poco más? Intenta esta versión intensiva de tres pasos del desafío de 15 minutos.

1. Pasa 15 minutos, en una posición relajada, con los ojos cerrados, en una habitación tranquila; concentrándote sólo en el sonido de tu tinnitus.
2. Durante este período, mentalmente tratar de "sujetar" ese sonido y aferrarte a él. Apodérate de él, estúdialo, e intenta eliminar cualquier otro pensamiento mientras lo escuchas.
3. Cada vez que un pensamiento aleatorio y no relacionado se inmiscuya, inmediatamente vuelve a centrar tu atención en el sonido del tinnitus.

¿Qué pasa?

En pocos segundos tu mente se desviará, y notarás que el sonido de tu tinnitus se ha desvanecido o cesado por completo.

¿Qué significa?

Que tu tinnitus no es constante.

1. Hay períodos naturales durante todo el día en los que el cerebro filtra el tinnitus porque tienes cosas más importantes en las que concentrarte.

2. Ahora podrás crear más de estos períodos, casi en cualquier lugar y en cualquier momento, extendiendo su duración durante horas.

3. Puedes diseñar un método específico para relajar tu cuerpo y dormir en cuestión de minutos.

¿LO INTENTASTE?

Si quieres saber más, o necesitas un poco de ayuda sobre cómo y por qué tomar el RETO, y cómo mejorar dramáticamente tu vida UTILIZANDO EL REGALO DEL TINNITUS, continúa leyendo.

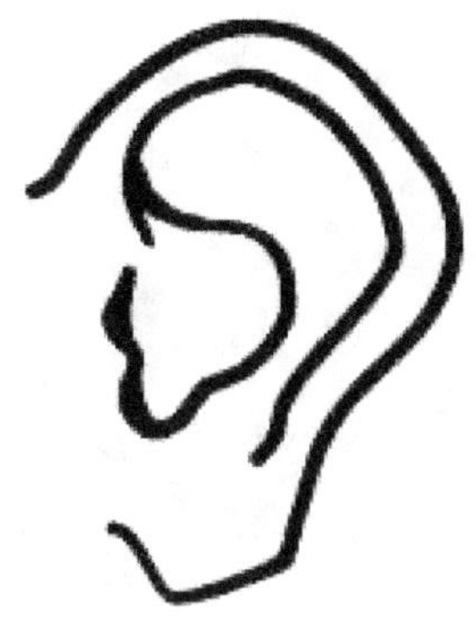

PARTE UNO

EL DESAFÍO DE 15 MINUTOS

1 - INTRODUCCIÓN

En este capítulo descubrirás que, después de pasar tan solo 15 minutos concentrándote únicamente en el sonido de tu tinnitus, puedes reducir rápidamente sus síntomas.

El desafío de 15 minutos es una poderosa herramienta que utilizarás para:

1. Bajar el volumen percibido de tu tinnitus
2. Liberarte del miedo y preocupación que te causa.
3. Ayúdate a relajarte y dormirte.

El desafío de 15 minutos es gratuito, y cualquiera puede hacerlo.

- No necesitas comprar ningún dispositivo. ¿Tienes una silla y un lugar tranquilo en dónde sentarte? ¡Eso es todo!
- No hay cursos especiales que tomar. Te guiaré a través del procedimiento la primera vez, sólo tienes que tratar de mantenerte despierto.

El desafío de 15 minutos funciona porque:

- Concentrarse intensamente en el sonido del tinnitus no es lo mismo que pensar en el efecto del sonido del tinnitus.
- Tu capacidad de atención es de 10 escasos segundos, en el mejor de los de los casos.
- Vas a olvidar, por varios gloriosos momentos, todo sobre tu tinnitus. Incluso puede dejar de oírlo durante esos períodos.

¿La sorprendente verdad? Te distraes fácilmente, incluso de tu tinnitus.

¿La emocionante verdad? Aprenderás a crear distracciones a partir de tu tinnitus que durarán todo el día.

¿La más grande verdad? Tu tinnitus, controlado adecuadamente por útiles distracciones, se puede utilizar como un súper poder para lograr tus metas más desafiantes.

¿Listo para tomar el desafío de 15minutos? ¡Grandioso! Tomemos unos minutos para entender cuál es el desafío, cuándo y dónde tomarlo, y luego cómo realizar el desafío de 15 minutos.

2 - QUIEN SE ATREVE, DUERME

Todo el mundo se preocupa por su tinnitus.

Está bien si encuentras que incluso la idea de pasar 15 minutos concentrándote deliberadamente en el sonido de tu tinnitus es aterrador.

Asumir el desafío requerirá de mucho valor. Tienes que estar dispuesto a enfrentarte a tu mayor enemigo, *solo*. Pero te diré un secreto; tu enemigo tiene pies de arcilla y se escapará.

Es por eso por lo que "fallarás" el desafío, cada vez que lo hagas. Cada uno de esos fracasos será un regalo para ti. Un regalo que querrás compartir con cada persona que padezca tinnitus que conozcas.

TE RETO

Acepta el desafío. Demuestra que el tinnitus no es constante, que su volumen se puede reducir, y que puedes crear situaciones en las que estés tan distraído, que logrará apagarse. Acepta el desafío y experimenta por ti mismo la habituación acelerada y la percepción reducida que aporta a tus síntomas.

Gana algunas victorias importantes en tu batalla, y entonces...

TE SUPER MEGA DOBLE RETO

Sal y ayuda a tus hermanos y hermanas a escapar de su propio ciclo interminable de miedo y preocupación que les hace morar más en su tinnitus, creando más miedo y preocupación, etc.

Después de aceptar el desafío, no cometas el "Pecado del Desierto". El "Pecado del Desierto" es saber dónde está el agua, pero no decírselo a los demás.

El internet está lleno de mensajes de historias trágicas y desgarradoras de personas atormentadas por su tinnitus. La gente habla de ansiedad y miedo inimaginables, e incluso admite pensamientos suicidas, pero casi todos ellos aprenden, de una manera u otra, cómo lidiar con sus síntomas, y luego se callan. Nunca publican sus historias de victoria.

Este fenómeno es único para el tinnitus y el Internet. Tal vez la gente que recibe alivio simplemente tiene miedo de, al compartirlo, despertar al monstruo de nuevo. Eso es contrario al comportamiento humano, pues nos encanta ayudar a los demás. Cualquiera que sea la razón, están cometiendo el "pecado del desierto".

Acepta el desafío, y cuando sepas dónde está el manantial fresco que da vida, diles a todos dónde encontrarlo.

3 - BEBÉ, NO LE TEMAS AL ESCALDADOR

Cambiar la forma de reaccionar ante el sonido del tinnitus es el primer paso hacia el alivio y la recuperación.

Sin duda, el mayor daño causado por el tinnitus es tu reacción al falso miedo del futuro que produce. Este miedo tiene tres verdugos:

1.   Se hará más fuerte.
2.   No podré controlarlo.
3.   Arruinará mi vida.

La mayoría de quienes padecen tinnitus se atascan aquí en lugar de seguir el camino de su recuperación. Moran y giran durante largos períodos sobre estos tres pensamientos negativos, pero son falsos temores. Mitos.

En la mayoría de los casos ocurre lo contrario:

1.   Los síntomas de Tinnitus generalmente disminuyen con el tiempo.
2.   Puedes aprender fácilmente cómo controlar tu tinnitus.
3.   La gran mayoría de los pacientes no sufren efectos a largo plazo.

¿Cómo cambias tu reacción?

En primer lugar, necesitas darte cuenta de que tu cerebro está construido de forma natural para filtrar toda entrada sensorial que no tenga sentido. Ese pariente de Orwell está vivo y coleando, pero tu dictador particular es tu sistema nervioso central. Decide qué se censura y cómo se interpreta lo que no se censura. Gobierna, pero lo hace por tu propio bien.

Cada uno de tus cinco sentidos (visión, olfato, oído, tacto y gusto) están siendo censurados constantemente por tu cerebro. El proceso se llama Adaptación Sensorial.

¿No me crees? Permíteme darte tan sólo un ejemplo para cada uno de tus sentidos.

Visión: ¿Sabías que la punta de tu nariz ha estado en tu visión periférica cada momento, de cada día, de toda tu vida? No te das cuenta (y en realidad miras a través de ella), porque tu cerebro decidió hace mucho tiempo que ese pedazo de información no era importante y que, por el contrario, podría molestarte.

Olfato: ¿Qué pasa con el hedor de un ratón muerto debajo de tu casa que no puedes encontrar para deshacerte de él? ¿Alguna vez has notado lo rápido que parece desvanecerse, antes de desaparecer por completo? Tu cerebro ha determinado que el olor no es peligroso y deja de señalarlo constantemente.

Audición: ¿Sabías que los oídos hacen clic o estallan cada vez que tragas? Pruébalo. Es un poco irritante, ¿verdad? Bueno, tu cerebro no cree que debas ser alertado 700 veces al día de un sonido tan molesto y sin sentido, así que ha hecho que ya no lo escuches, para protegerte.

Tacto: ¿Cuándo fue la última vez que sentiste los calcetines en tus pies? Bueno, ahora sí, por supuesto, pero ¿dentro de un minuto? En un minuto, esa información volverá a ser considerada irrelevante y la señal dejará de ser reportada.

Gusto: Ah, esos primeros bocados de una buena comida son maravillosos, así que ¿por qué el sabor de la comida parece perder su fuerza mientras seguimos comiendo? ¡No dije que todas las adaptaciones fueran perfectas! Sin embargo, esta probablemente haga que no subas tanto de peso ¡Gracias, querido dictador!

Qué debes hacer para cambiar tu reacción emocional y comenzar tu recuperación.

1. **Reconoce que tu cerebro ya está empezando a censurar tu tinnitus.**

   El primer miedo falso, que se hará más fuerte, es en realidad una buena señal de que has empezado a habituarte a él. Te preocupa que se haga más fuerte porque ya, de alguna manera, has comenzado a adaptarte a sus niveles de volumen actuales. La cantidad de censura aumentará cada día.

2. **No interfieras con el proceso.**

El segundo miedo falso de que no serás capaz de controlarlo es una mentira. Tu cerebro **ya** está empezando a controlarlo. Las operaciones más críticas de tu cuerpo, como respirar, se realizan sin esfuerzo e inconscientemente. Tu habituación será manejada de la misma manera. Es una buena idea estudiar el sonido de tu tinnitus y tomar nota de tus niveles de percepción actuales, para ayudarte a realizar un seguimiento de tu progreso, pero nunca permitas que se establezca una reacción emocional. No tienes el control, así que no intentes interferir.

3. **Es un juego de espera, pero el tiempo está de tu lado.**

Puede que te tome un poco de tiempo descubrir que el último temor de que esto arruine tu vida es falso. Puedes acelerar las cosas y reducir ese miedo un poco todos los días entrenándote a ti mismo para reconocer cuándo te estás preocupando e inmediatamente tomar el desafío de 15 minutos.

El Desafío de 15 Minutos te ayudará a aplastar esas preocupaciones, pero para comenzar tendrás que aprender sobre tus síntomas particulares de tinnitus.

4 - EL MIEDO MUERE A LA LUZ DEL CONOCIMIENTO

El tinnitus es como un sótano oscuro. Hay peligros reales (caer por las escaleras) y seres imaginarios (monstruos y fantasmas).

No bajes las escaleras con sólo una vela en la mano. Deja de buscar en Internet y auto diagnosticar tu propia condición.

¡Consíguete una linterna de alto poder!

¿Ya has visto a un médico? ¿Qué hay de un audiólogo? Si no lo has hecho, pide una cita de inmediato. Puede haber más de 200 posibles causas de tinnitus, pero un experto médico (¡yo no soy médico!) podría ayudarte a encontrar y tratar tu causa específica.

Antes de reunirte con un médico, asegúrate de poder describir tu tinnitus con el mayor detalle posible. ¿Está en una o ambas orejas? ¿Es un sonido de zumbido, un ruido punzante, un tono musical o un tono eléctrico? El sonido y volumen, ¿son diferente en cada oído? ¿Sube y baja en tono y volumen según el día o la hora?

Si bien esto ayudará en gran medida a tu médico, también es la base en la que necesitarás construir tu propia estrategia de recuperación.

Una vez que hayas buscado ayuda médica y puedas describir tu tinnitus, puedes comenzar a explorarlo en profundidad.

Si eres nuevo en esto, has tenido problemas para adaptarte a él, o estás sufriendo un incremento en su volumen, necesitas declarar la victoria sobre él. El Desafío de 15 Minutos te dará una serie de esas victorias, enseñándote más sobre tu tinnitus en quince minutos que pasando semanas leyendo los 21 millones de páginas de tus búsquedas de Internet.

Aléjate del sótano de los demás.

Estudia y trabaja solo en tu tinnitus. Dedica tu tiempo y energía a ayudarte a ti mismo, al menos por ahora.

Te lo advierto, esta va a ser una prueba imposible. Vas a hacer un esfuerzo serio para apoderarte de tu sonido de tinnitus. Puede ser rugiente como un león y fácil de escuchar cuando intentes el desafío, pero va a huir como un ratón antes de que te des cuenta.

Y eso es lo que vas a tratar de hacer durante el desafío, sujetar tu tinnitus y aferrarte a él.

5 - SOBREVIVIR VERSUS PROSPERAR

Mira, no quiero que te saltes el desafío, pero tengo que ser honesto. El 97% de los pacientes con tinnitus finalmente encuentran un gran alivio de sus síntomas a través de un proceso llamado habituación. Básicamente, durante un período de tiempo que promedia de 6 a 18 meses, tu percepción de tus síntomas disminuirá DRAMÁTICAMENTE. Al final, no padecerás de insomnio y no te causará ansiedad ni estrés incapacitantes.

Dato curioso: el 100% de los que padecemos tinnitus nos preocupamos innecesariamente si somos parte del 3% que no habitúa.

¡Y es una preocupación innecesaria! No importa lo que hagas, con el tiempo, harás lo siguiente:

- Concentrarte en el ruido del tinnitus.
- Prestar menos atención a él.
- Reaccionar menos a él.
- Unirte a las filas de los habituados.

La habituación es actualmente lo más parecido que tenemos a una cura. Hasta ahora, era el único objetivo en el que nos habíamos concentrado. Sin embargo, la habituación es simplemente supervivencia. No significa que ya no oigas más tu tinnitus. Puede que no te mantenga despierto por la noche, pero afectará tu audición y podría alterar inconscientemente tu estado de ánimo.

La habituación es un regalo increíble y requiere poca acción de tu parte, pero lleva tiempo. ¿Por qué no usar el tinnitus para mejorar tu vida y disminuir tu tiempo de habituación?

En lugar de esperar y sufrir como en el infierno durante semanas o meses, te sugiero que escuches y aprendas de tu tinnitus. Reconoce cuándo, dónde y por qué tu percepción de él es más intensa. Usa esa molesta alarma para alterar tu comportamiento, motivarte y prosperar.

6 - SÉ UN CIENTÍFICO, NO UN YOGUI

Unas cuantas advertencias antes de entrar en el desafío. No estarás mediando, practicando la atención plena, o abriéndote a nada. Tu objetivo no es concentrarte, vivir en el presente o incluso ser amable contigo mismo.

Sí, el desafío comenzará como una sesión de meditación, pero el hecho de que te sientes no significa que estés a punto de comer, podrías estar al volante de un coche conduciendo al trabajo o en una película.

Quiero que pienses en ti mismo como un científico. Estás aquí para hacer algunas observaciones cuidadosas, utilizar esas observaciones para hacer una predicción, y luego probar esa predicción usando un experimento.

El Yogui medita. Los científicos se concentran.

No te preocupes, vas a ser un gran científico. Estás profundamente motivado para encontrar una manera de controlar y usar tu tinnitus para el desarrollo personal.

Entonces, ¿qué estás estudiando? ¿El tinnitus o la habituación?

Ninguno de los dos en realidad. Tienes tinnitus, y la habituación, con el tiempo, te proporcionará el alivio necesario, pero tú no estás en una feria de ciencias del tercer grado en la escuela. No estás aquí para hacer un volcán espumoso, estás aquí para, rápidamente, convertir al tinnitus en una poderosa herramienta.

Para ello, tienes que demostrar que un estímulo molesto puede proporcionar un servicio valioso, y que tu respuesta a dichos estímulos se puede reducir rápidamente mientras mantienes sus beneficios.

Ya haces esto todos los días.

Claro, rápidamente dejas de sentir tus calcetines, pero aun así te mantienen los pies calientes, ¿verdad?

Sí, no te das cuenta del olor de tu perfume después de una hora, pero todos los demás piensan que hueles muy bien todo el día.

Tu objetivo aquí es aprender a apagar el miedo y estrés que sufres como respuesta al tinnitus, y usarlo para ayudarte a alcanzar tus metas.

¿Nos entendemos ahora? Te prometo que no hay nada detrás del desafío, excepto la ciencia.

7- DÓNDE Y CUÁNDO TOMAR EL DESAFÍO DE 15 MINUTOS

Mientras que el desafío se puede tomarse en cualquier momento del día, recomiendo hacerlo justo antes de acostarse. Esto es especialmente efectivo si no puedes dormir debido a tu tinnitus.

Necesitarás una habitación tranquila y oscura con una silla o sofá cómodo. Tendrás que asegurarte de que no habrá interrupciones u otras actividades mientras aceptas el desafío.

Necesitarás los siguientes elementos:

- Un temporizador.
- Tapones para los oídos u orejeras, opcional, pero yo uso ambos.
- Cómoda máscara de sueño (si no puedes oscurecer la habitación lo suficiente).
- Zapatillas o calcetines.

Los tapones para los oídos u orejeras son especialmente útiles, ya sea que tengas tinnitus leve o fuerte. Si bien esto aumentará tu percepción de su tinnitus al principio, también te ayudará a realizar un seguimiento a medida que el desafío progresa.

La primera vez que aceptes el desafío, te insto a que lo hagas mientras estás sentado. Es muy fácil conciliar el sueño entre el breve paso de relajación y la fase de concentración. Esto es especialmente cierto para aquellos que son nuevos en la concentración y han padecido de insomnio.

Haz todo lo posible para mantenerte despierto durante tu primer intento. Valdrá la pena, créeme.

Recuerda, puedes volver a tomar el desafío de nuevo, incluso de inmediato; con la única intención de quedarte dormido esta vez.

¿Y si te quedas dormido a la primera? ¡No te preocupes! No pasa nada. Dormirse mientras estás cómodo y relajado es probablemente justo lo que tu cerebro necesitaba, por ahora.

Sin embargo, haz el esfuerzo y trata de mantenerte despierto. Debes estar consciente de la disminución de la percepción del tinnitus que está a punto de ocurrir.

8 - EL DESAFÍO DE 15 MINUTOS: PASO UNO

El primer paso del desafío de 15 minutos es usar la relajación muscular para aliviar cualquier tensión en tu cuerpo que pueda distraerte durante la fase de concentración. Cuanto más cómodo estés físicamente, más podrás concentrarte.

¿Listo para empezar?

1. **Siéntate y ajusta el temporizador a 15 minutos.**

    Siéntate cómodamente (nada de piernas cruzadas ni poses raras), mirando hacia adelante y manteniendo una buena postura. Respira normalmente durante el desafío, no hay necesidad de controlar la respiración.

2. **Cierra los ojos y comienza a relajarte.**

    Trabajando hacia abajo, desde la cabeza hasta los dedos de los pies, le darás a cada grupo muscular importante un apretón rápido y luego lo liberarás. No estreses ningún músculo, y si está lastimado o adolorido, olvídalo.

Intenta completar esto en 2-3 minutos.

Cabeza: Comenzando con la frente, levanta las cejas lo más alto posible y luego déjalas caer. Tensa los músculos de la mandíbula y luego libera la tensión.

Cuello y hombros: Presionando las palmas de tus manos una contra otra con fuerza, levanta los hombros hacia las orejas y presionar la cabeza hacia la espalda. Suelta lentamente la tensión y deja que tus brazos, cuello y hombros se relajen suavemente.

Glúteos y piernas: Tensando los glúteos, presiona las plantas de tus pies en el suelo y sostén esa pose por un breve momento antes de relajarla. Finalmente, curva tus dedos mientras flexionas las pantorrillas. Tensa y suelta.

Muévete rápidamente por todo tu cuerpo. Trata de mantener cada grupo muscular lo más flojo posible. Revisa cualquier área de tensión notable, si es necesario.

En el futuro, puedes alterar este paso como gustes.

TIENES QUE CONCENTRARTE, CONCENTRARTE, CONCENTRARTE.

El único objetivo que tienes durante los próximos 15 minutos es concentrarte solo en el sonido de tu tinnitus.

Escucha el sonido que está haciendo. Explora ese sonido, toma nota de su tono y volumen.

Cuando te encuentres pensando en otra cosa, detente. Vuelve a concentrar rápidamente tu atención en el sonido del tinnitus.

Si tienes tinnitus en ambos oídos, puede ser más fácil que te concentres en un solo lado por sesión.

Trata de bajar mentalmente el volumen.

A menudo es muy útil tener una conversación interna con el tinnitus. Por lo tanto, no dudes en tener una plática con el sonido (ver más abajo).

Recuerda, esto es un juego. Puede que no estés tomando notas, pero tu cerebro lo hará. Cada vez que te des cuenta de que te alejas y te olvidas de tu tinnitus, conseguirás un punto.

¿Sigues un poco desconcertado sobre cómo jugar el juego? Sigue una de mis sesiones.

Siempre empiezo poniendo un temporizador, tomando asiento en una silla cómoda, y poniéndome tapones y orejeras. Quiero silencio total de cualquier sonido externo. Quiero escuchar mi tinnitus tan fuerte como sea posible.

Después de la fase de relajación rápida, empiezo con un monólogo interno que dice algo como esto:

"Ah, ahí estás", al notar mi tinnitus y mentalmente buscarlo y tratar de agarrarlo. "Hoy estas muy ruidoso. No ese sonido de martillo eléctrico, sino un zumbido electrónico, ¿no es así?

¿Hay comida en los platos de los perros? ¡Cielos! Perdí la concentración. Tengo que volver al objetivo.

"¿Dónde estás? Ah... ahí estás. ¿Bajó tu volumen? Ya no te escuchas tan fuerte como antes.

Me imagino mentalmente una esfera que controla el volumen de mi tinnitus, e imagino girarla, bajando el volumen Por un breve momento, estoy súper concentrado, pero...

¿Hay leche para el cereal? ¡Vaya! De alguna manera he soltado otro globo de pensamiento innecesario.

"¡Concéntrate, Dennis! Encuentra ese sonido. ¿Adónde fue? ¡Lo tengo!"

Me las arreglo para aferrarme a ese sonido por unos segundos, el tiempo suficiente para notarlo parece mucho más silencioso, casi como si tratara de esconderse de mí.

Y entonces, de repente, me doy cuenta de que acabo de pasar una enorme cantidad de tiempo preguntándome si debería comprar un árbol navideño de plástico o uno natural. Estamos en Junio...

Es muy difícil reubicar mi tinnitus en este momento. Intento reenfocarme en él, pero cuantas más sesiones tengo, más difícil se vuelve. Cuanto más avanzado en la sesión, más imágenes mentales tengo que inventar para mantener mi atención en el sonido de mi tinnitus. En este punto, tengo que imaginar que lo tengo firmemente sujetado con ambas manos.

"No te voy a dejar ir", le digo. "Lucha todo lo que quieras, no puedes alejarte de mí".

Pero lo hace. Casi al instante, estoy pensando en ranas. ¿Hibernan?

Cuando el temporizador se apaga, estoy en una de dos condiciones:

1. Dormido. Odio admitirlo, pero pasa muchas veces. Tan frecuente, que lo uso cada noche en la que mi tinnitus es demasiado fuerte.

2. Profundamente relajado (probablemente es la razón por la cual me duermo tan a menudo). Mi tinnitus parece desvanecerse dramáticamente durante estas sesiones, y mi reacción emocional a él se ha suavizado significativamente.

10 - ¿QUÉ ACABA DE SUCEDER?

Al principio tu tinnitus era fácil de escuchar, pero en el ambiente tranquilo y relajado en el que estabas, no tenías una fuerte reacción emocional hacia él.

Tu cerebro rápidamente comenzó a filtrar el sonido como información sensorial irrelevante (como las millas de carretera recta en un viaje largo), lo que hace que sea cada vez más difícil para ti escucharlo (percepción).

Tu mente comenzó a deambular por el tinnitus, porque estabas menos vigilante al respecto (habituación).

Sin siquiera darte cuenta de que estaba sucediendo, tu enfoque se desvió y se aferró a eventos FUTUROS O PASADOS no relacionados, durante varios segundos o incluso minutos a la vez. Durante estas andanzas, no estabas completamente al tanto de tu tinnitus.

Todo esto significa que: Fuiste capaz de reducir tu percepción actual (conciencia), y aumentar tu habitabilidad a tu tinnitus durante 15 minutos.

Tú puedes y debes volver a tomar el desafío:

- Al menos dos veces al día. Reducirá drásticamente el proceso normal de habituación de 6-18 meses.
- A la hora de acostarte. Es una manera muy efectiva de ayudarte a conciliar el sueño. Simplemente cambia el temporizador por un despertador.
- Cuando tengas un pico. Más sobre picos más tarde (en realidad, son bastante beneficiosos), pero por ahora, utiliza el juego para reducir los síntomas de pico.

El desafío también ha demostrado, sin lugar a duda, que eres parte del 97% de las personas con tinnitus que tienen la capacidad de habituarse a él y llevar una vida normal y feliz.

Después de haber aceptado el desafío un par de veces, descubrirás que tu estado de ánimo ha mejorado y tienes un nuevo sentido de esperanza sobre el futuro. Incluso puedes sentirte tentado a utilizar el juego para matar a tu tinnitus de una vez por todas.

Tengo una idea mejor, ¿por qué no usarla para domar tu tinnitus y convertirlo en un superpoder que mejore tu vida? Después de todo, el tinnitus es un regalo.

¡Vamos a usarlo!

11 - APORTES CLAVE

Acabas de anotar tu primera gran victoria sobre tu tinnitus, usando sólo una de las herramientas discutidas en este libro.

Esta herramienta:

No te costó ni un centavo. ¡Las otras herramientas también son gratuitas!

No requirió semanas o meses de esfuerzo. Todas las demás herramientas requieren solo minutos de Tu tiempo cada día.

Te ayudó a escapar temporalmente de tu tinnitus y a dormir un poco. El resto de las herramientas te ayudarán a pasar casi días enteros completamente inconsciente de tu tinnitus.

Ahora tienes información útil sobre tu enemigo:

El alivio viene cuando tu cerebro evita inconscientemente su sonido, dejándote ya no prestarle atención y, por lo tanto, desconociéndolo.

Tu percepción de tu tinnitus, tu conciencia de su nivel de sonoridad y molestia es algo que tienes el poder de reducir inmediatamente. Aprenderás a usar este talón de Aquiles del tinnitus para finalmente apreciarlo en el siguiente capítulo.

Tu eventual habituación al tinnitus, el momento en que ya no crea una respuesta emocional, no afecta a tu cuerpo, y no hay ninguna reacción psicológica negativa a ella, se puede acortar dramáticamente.

En el siguiente capítulo:

Confirmarás el hecho de que tu percepción del tinnitus desaparece por completo cuando estás muy ocupado.

¡Tienes muchas cosas en las que ocuparte!

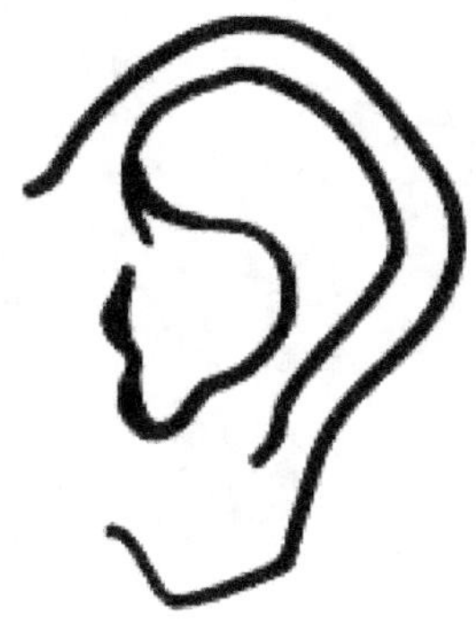

PARTE DOS

USANDO EL TINNITUS PARA SÚPERRECARGAR TU DÍA (EN TAN SOLO UNA PÁGINA)

1 - INTRODUCCIÓN

Advertencia: por favor lee antes de continuar.

A partir de este momento, voy a demostrarte que tener tinnitus es una de las mejores cosas que te podrían pasar.

¿por qué?

Tener tinnitus significa tener un sistema de alarma incorporado que te notifica

>Cuando has estado inmóvil por mucho tiempo.

>Cuando pierdes el tiempo viendo la televisión

>Cuando desperdicias la hermosa luz diurna por estar navegando en el internet

Indica tu estado de salud actual

>Porque no duermes lo suficiente

>Bebes demasiado alcohol

>No usas protección auditiva cuando utilizas maquinaria pesada

>Tus hábitos alimenticios son poco saludables

Comenzarás a ver los beneficios de tener tinnitus en el momento en que comiences a tratarlo como un entrenador de vida muy benévolo (cuando está siendo solo un poco molesto) o un persistente instructor de ejercicios (cuando está gritando en tu oído).

Sí, estoy antropomorfizando el tinnitus, terriblemente poco científico de mí parte, pero pruébalo tú mismo. Trátalo como si fuera un amigo posesivo, uno que ve un gran potencial en ti.

Ahora, si hay algo que no me gusta de mi amigo, es que es un madrugador. ¿Tu amigo te saluda temprano algunos días? ¿Antes de tomar el café?

¡No te preocupes! Pronto descubrirás cómo usar el tinnitus matutino para comenzar tu día y avanzar hacia tus metas. En el camino lo usarás para

Mejorar tu salud

Sentirte más feliz

Convertirte en alguien súper productivo.

Pero primero, necesitas aprender a medir tu tinnitus y determinar lo que te está diciendo, tanto cuando es fuerte, como cuando está en silencio.

2 - LO QUE SE MIDE, SE HACE

La habituación es una medida de tu reacción emocional al tinnitus. Tómate un momento y hazte esta pregunta:

¿Cuánto tiempo paso pensando en mi tinnitus y cómo me siento mientras lo hago?

Ahora evalúa tu nivel de habituación actual usando esta guía.

Totalmente habituado: Rara vez notas tu tinnitus y nunca te desanimas ni te preocupas por ello.

Adaptado: Ocasionalmente notas tu tinnitus, pero lo aceptas y sigues adelante.

Irritado: Notas tu tinnitus con bastante frecuencia y regularmente tiene un impacto negativo en tu estado de ánimo.

Amenazado: Pasas largos períodos del día pensando en tu tinnitus. Te causa miedo y ansiedad constantes.

Devastado: Estás en pánico por tu tinnitus. Estás sufriendo de privación del sueño y tienes pensamientos suicidas.

¡Detente! Si caes en la categoría Devastado, busca ayuda médica inmediata. Hay tratamientos disponibles, y un médico puede ayudarte.

Si bien la etapa Devastado es la peor, en realidad es bastante rara. Menos del 1% de los enfermos de tinnitus tienen esta respuesta tan grave a su padecimiento.

Puede parecer obvio en este momento que tu meta del tinnitus sea estar completamente habituado a él. Después de todo, en ese momento, seguirás adelante con tu vida normal y regularmente programada. ¿Correcto?

¿Puedo ser tan audaz como para sugerirte que te muevas al Adaptado, en su lugar? Adaptado en una maravillosa mezcla donde no te preocupas por su tinnitus y además le das un uso beneficioso. Más sobre esto más tarde, pero déjame recordarte que puedes construir una vida fantástica con tinnitus, una que quizás no hubieras sido capaz de lograr sin él.

¿Puedes no habituarte?

A medida que avanzas a través de las etapas de habituación ten en cuenta que estos no son pasos concretos en una escalera. Espera que tu tinnitus cambie, y espera que algunos de estos cambios resulten perturbadores para ti. Hay dos tipos de cambios que causan una mayor alarma.

1. Cambios en el sonido del tinnitus. Justo cuando te acostumbras al zumbido del tinnitus, viene un sonido de estallidos o uno como de máquina rodante. Pueden ser muy bajos en volumen, pero el simple cambio en sí puede aumentar el efecto negativo que tiene en ti. ¿Las buenas noticias? Los cambios a menudo son a corto plazo o te habitúas a ellos fácilmente. Mi tinnitus parece amar el crear algo nuevo para mí cada cierto tiempo. Me he acostumbrado a ello, y creo que es algo bueno.

2. Picos. ¡ay! Los picos son ruidosos, a veces incluso dolorosos, y siempre te hacen bajar un escalón o dos en las escaleras de la habituación. También son a corto plazo (un día o dos), y cuando desaparecen, el ruido regular parece más silencioso. Trata los picos como indicadores potenciales en los que has participado en una actividad poco saludable (sueño deficiente, demasiadas cervezas) y consulta tu diario para tomar cualquier pista, pero no esperes encontrar una causa para cada pico. Cuando no puedas, o incluso cuando lo hagas, sólo tendrás que esperar. Usa uno de los métodos de distracción para alejar tu mente de ellos.

Mis causas de pico: ¡Siestas cortas!

Ahora que sabes que sufrirás estos aumentos ocasionales y temporales en tu percepción del tinnitus, no los confundas con disminuciones permanentes (o incluso a largo plazo) en tu habituación general.

¿Aún te preocupa ir en la dirección equivocada? Dato curioso: para la GRAN MAYORÍA de las personas, el tinnitus mejora CON EL TRANSCURSO DEL TIEMPO.

No puedes ganar todos los premios malos de una lotería, ¿verdad?

¿Ya has valorado tu nivel de habituación? Genial, pasemos a una definición más importante, la percepción.

3 - ¿PUEDES OÍRME, AHORA?

La percepción mide qué tan fuerte es tu tinnitus AHORA. A continuación, encontrarás una tabla que puedes usar para calificar tu nivel de percepción actual en cualquier momento del día.

- **Grado 1** (Tinnitus ligero): Solo puede oír su tinnitus en ambientes muy tranquilos. No tiene ningún efecto en tu sueño o vida diaria.
- **Grado 2** (Tinnitus suave): Tu tinnitus se enmascara fácilmente con ruidos de fondo cotidianos. Es lo suficientemente fuerte como para a veces afectar tu sueño, pero no tu vida diaria.
- **Grado 3** (Tinnitus moderado): El ruido de tu tinnitus es más fuerte que tu entorno habitual. A veces afecta tu sueño y también tu vida diaria.
- **Grado 4** (Tinnitus severo): Los sonidos de tinnitus son fuertes y constantes. Perturba tu sueño e interfiere con tu vida diaria.
- **Grado 5** (Tinnitus catastrófico): Sonidos de tinnitus insoportablemente fuertes. Arruina tu sueño y tu vida cotidiana.

Si tu percepción del tinnitus es catastrófica, habla con tu médico. Un médico puede proporcionar tratamiento para ayudarte a lidiar con tus síntomas.

Tu grado de percepción cambiará todos los días, e incluso durante todo el día. Para la mayoría de nosotros, sin embargo, nuestra percepción del tinnitus es más fuerte justo antes de acostarnos y justo después de despertar; las dos partes típicamente más tranquilas de nuestros días.

En una sección posterior hablaremos sobre el uso de un diario para descubrir qué podría estar causando que tu percepción aumente o disminuya, pero por ahora, solo es importante medir y calificar constantemente tu percepción de tinnitus a la misma hora todos los días.

QUÍTATE DE LA X

Los niveles de tinnitus angustiosos, los de grado 3 o superior, requieren una acción inmediata de tu parte.

Hay una expresión militar que debes usar para motivarte cada vez que tu tinnitus está interfiriendo en tus pensamientos; se llama, "¡Quítate de la X!".

Una reacción normal a un ataque es congelarse, pero esto no logra más que hacerte un objetivo estacionario. Durante un ataque de tinnitus no quieres dejar que tu reacción emocional inmediata te ancle y te sostenga.

Digamos que te despiertas con una percepción de tinnitus de grado 4. Es ruidosa y muy irritante. Si te sientes deprimido y preocupado por cómo arruinará el resto de tus planes para el día, estás de pie en la X.

¿Cómo te quitas de esa X? El primer paso es aceptar tu situación actual. Tu tinnitus está fuerte ahora mismo. No pierdas tiempo culpándote a ti mismo o tratando de averiguar por qué, simplemente dale una calificación y acéptalo como un hecho.

A continuación, considera qué recursos tienes para lidiar con tu nivel de percepción actual (más adelante en este capítulo aprenderás una variedad de métodos efectivos que ayudarán).

Por último, identifica el mejor recurso que tengas para aplicar en ese momento y toma medidas.

Salir de la X es una respuesta táctica (una acción) destinada a ayudarte a alcanzar tu objetivo estratégico (a largo plazo) de habituación.

¿Cuándo estás fuera de la X? En el momento en que dejas de pensar en las ramificaciones de tu angustioso nivel de percepción y tomas medidas.

Cambia siempre la respuesta emocional a tu tinnitus por una acción física.

4 - ¡CORRE A ESE INVASOR ILEGAL!

EL SR. Tinnitus vive sin pagar renta en tu cabeza, pero si le cortas la luz y el agua, se irá.

Como aprendiste en el desafío de 15 minutos, el tinnitus muere con la distracción. Quiere toda tu atención, Necesita toda tu atención.

Es por eso por lo que cualquier persona que haya tenido tinnitus por más de un mes te advertirá: "¡Mantente fuera de Internet!"

El internet equivale a 21 millones de páginas de tinnitus que alimentan el miedo. No son más que interminables listas de causas y síntomas de que preocuparse. Innumerables productos inútiles para malgastar tu dinero, toneladas de videos producidos por charlatanes tirando de tus orejas, frotándose el cuero cabelludo con aceite de serpiente y tomando baños de hielo, todos filmados en un sótano con una cortina barata que cubre la pared de bloques del fondo.

En el mejor de los casos, quedarás exhausto y desinformado. En el peor de los casos, el tinnitus aullará con júbilo a medida que añades más y más palabras a la barra de búsqueda y tiemblas de miedo.

¡Y los comentarios! Oh, los comentarios desesperados y desamparados dejados por almas torturadas que, al no encontrar salvación ni nada que siquiera alivien momentáneamente su sufrimiento, suplican un milagro de los extraños. Es como una secta este internet. Un horrible culto a las víctimas de las víctimas.

Si insistes en "investigar" el tinnitus, comienza con esto: "¿Cuándo me molesta más mi tinnitus?" Sin embargo, no encontrará ninguna respuesta real a tu consulta, y ese es otro problema con el Internet. Sólo informa superficialmente.

Hazte la misma pregunta. ¿Cuándo te molesta más tu tinnitus? Y comienza tu investigación allí, tú mismo.

Lo que la investigación real revelará es la causa raíz de tu angustia. Saber cuándo te molesta más, te permite averiguar por qué te molesta más.

El alivio comienza con la medición de tu percepción de tinnitus en la mañana y varias veces más durante el día.

Digamos que después de unos días de medir y registrar tu percepción del tinnitus, notas que te molesta más:

En casa mientras ves la televisión

Mientras te acuestas en la cama tratando de dormir

Mientras estás en las redes sociales

Ahora que tenemos el "cuándo", pregúntate lo que estos períodos de tiempo tienen en   común. De la lista anterior, los puntos en común son:

Inactividad física

Mentalmente ocioso

Lugares tranquilos

Ahora puedes averiguar por qué tu percepción de tinnitus estaba en un nivel tan notable; es la causa raíz.

Estabas en el ambiente perfecto para escuchar tu tinnitus y no tenías nada mejor que hacer que reposar en su efecto.

Con la causa raíz identificada, ya estás muy por delante de la mayoría de las personas que padecen tinnitus. La mayoría de nosotros sólo llega a reconocer la necesidad de evitar lugares tranquilos. Luego tenemos pocas alternativas más allá de añadir algo de ruido blanco u otras técnicas de enmascaramiento a nuestra vida diaria.

Pero tú no. Ahora sabes que reducir o prevenir que tu tinnitus te moleste también significa encontrar algo más importante en lo que concentrarte.

No estamos hablando de suprimir deliberadamente tus pensamientos sobre el tinnitus. Es como tratar de no pensar en una jirafa rosa en este momento. Imposible, ¿verdad? Sin embargo, trata de pensar en una jirafa rosa mientras haces malabares con tres bolos en llamas y recitas el himno a la bandera. ¿Cuál era el color del oso?

En serio, no va a tomar mucho esfuerzo de su parte. Simplemente cortar el césped mientras escuchas un audiolibro en (con protección para los oídos, por supuesto), es suficiente para aumentar tanto la renta del tinnitus, que éste se escapará por la puerta trasera de tu mente por varias horas.

Vamos a encontrar muchas maneras útiles de desalojar a ese desagradable invasor ilegal.

5- ¡BUENOS DÍAS, TINNITUS!

Manejado de la manera correcta, el tinnitus tempranero es el súper combustible no adictivo, sin calorías ni carbohidratos que puedes utilizar para tener un día fenomenal.

Estás en tu mejor momento al despertar; lleno de energía, creatividad, y 100% seguro de que puedes conquistar el mundo. Si además padeces de tinnitus, tienes un sistema de apoyo adicional y profunda motivación que no se puede comprar por ningún precio, en ninguna tienda.

Ten piedad de la gente que se despierta a una mañana tranquila y cae presa de las distracciones poco rentables del mundo. Se sienten cómodos, beben su café y miran en blanco a las pantallas azules parpadeantes, mientras los preciosos minutos de sus vidas se escapan. Intercambian las mejores horas de su día descuidadamente por hechos inútiles que no agregan valor.

La comodidad en la cama es genial. Comodidad toda la mañana, eso es para los muertos.

Gracias a Dios por tu tinnitus. Se enfurece cuando te encuentra perdiendo el tiempo.

¡Sé que lo odias! Pero te equivocas al creer que sólo puede arruinar tu día. Quieres sentarte, quieres relajarte, ¿verdad? Pero el tinnitus sabe en ese mismo momento que te sientes como un escalador agotado en el Monte Everest que quiere descansar a 300 metros de la cumbre. En unas horas serás un monumento congelado por el que pasan otros escaladores en su camino de regreso del éxito.

¿Quieres apagar tu tinnitus matutino? Entonces necesitarás una distracción productiva. Una lista simple de tareas que hay que hacer en un corto período de tiempo, es todo lo que se requiere. Una vez que llegues a trabajar en esa lista, tu tinnitus comenzará a desvanecerse.

Y a pesar de lo que dije, después de un tiempo el tinnitus forma un hábito. La emoción de realizar las simples tareas pronto se intercambia por completar pasos en objetivos a largo plazo. Las mañanas se vuelven tan productivas que comienzas a ajustar el despertador para reducir tiempos.

De repente, te encuentras mirando por la ventana y compadeciendo a la gente que aún duerme en sus tranquilas y oscuras casas.

La gente lee docenas de libros y consume galones de bebidas energéticas en busca de algo sin nombre, algo de lo que tú tienes un suministro sin fin cada día.

6 - DISTRACCIÓN Y SATISFACCIÓN: EL DESAYUNO DE LOS CAMPEONES DEL TINNITUS

Es fácil crear una rutina matutina que mejore tu salud, reduzca el estrés, te llene de energía positiva, te dirija hacia el éxito todo el día y derribe tu percepción del tinnitus unos cuantos niveles.

Podrías, ahora mismo, hacer una rutina para ti mismo en unos cinco minutos. Si no tienes tiempo o prefieres usar una plantilla, aquí está la mía. Involucra un poco de ejercicio, así que consigue una aprobación médica antes de intentarlo: comprueba que no eres alérgico al agua y tienes un despertador.

Yo he nombrado mi lista, "La Hora de 62 Minutos".

Paso uno: Esta noche, ajusta tu despertador para que suene 62 minutos antes de lo normal. No una hora, sino exactamente 62 minutos antes.

Paso dos: Mañana por la mañana, inmediatamente después de despertar, pasa los primeros dos minutos bebiendo 16 onzas de agua pura.

Advertencia: Esto puede ser difícil.

Tendrás que dejar el agua junto a la cama o ponerla donde no puedas evitar notarla tan pronto como te levantas. Asegúrate de que sea lo primero que hagas. De hecho, actúa como si nada más existiera hasta que completes esta tarea.

Claro, rehidratarse es genial para tu cuerpo, pero no es por eso por lo que bebo 16 onzas de agua inmediatamente después de despertarme. Odio el agua clara y tibia. Beber todo el vaso es más difícil para mí que resolver un cubo de Rubik. Realmente tengo que concentrarme para terminarlo en los dos minutos permitidos. La mayoría de las mañanas, sin embargo, ahoga mi tinnitus. Simplemente no puede nadar en el mar tormentoso de la sorprendentemente difícil tarea física (¿de tragar agua?), dentro de un período limitado de tiempo.

Me encantaría decirte que he mejorado en esto y que incluso lo he hecho un hábito saludable y cotidiano, pero no puedo. Todavía me resulta difícil, meses después de haberlo empezado. ¿La ventaja? Mi tinnitus nunca aprendió a nadar, y la mayoría de las mañanas se ahoga en silencio en ese terrible vaso.

Si el abordaje de agua autoinfligido (¡lo sé, pero es tan difícil para mí!) aplastó tu tinnitus matutino y e impidió que tu cerebro, todavía somnoliento, se preocupara por ello, te encantarán los próximos 60 minutos de tu día.

Paso tres: durante 20 minutos haz algún tipo de ejercicio que cause molestias menores pero beneficiosas. El yoga funciona muy bien. Te obliga a concentrarte en músculos muy específicos, todo mientras monitoreas el nivel de dolor para evitar estirarte y hacerte daño. Una cinta de correr, una bicicleta estática o un paseo rápido que aumenten tu ritmo cardíaco también son fantásticos.

Paso cuatro: Durante 20 minutos, haz un balance de tu condición física actual. Recoge tus estadísticas de sueño de Fitbit, el peso corporal, la frecuencia cardíaca en reposo y los datos de nivel de percepción del tinnitus y regístralos en un diario. En unas semanas podrás notar algunos progresos notables, pero por ahora, usa cualquier resto de tiempo que te quede para planificar el resto del día.

Paso Cinco: Los últimos 20 minutos están dedicados a la superación personal. Puedes pasar ese tiempo estudiando, leyendo o escuchando un podcast o audiolibro, solo asegúrate de tener un objetivo de aprendizaje y 20 minutos de material de estudio para todos los días.

Deberías sentirte muy bien al terminar tu nueva hora de 62 minutos. Has logrado mucho en un período muy corto de tiempo.

Siéntete libre de alterar esta rutina en particular según lo necesites o lo consideres conveniente. Una rutina matutina ajetreada para mí se convirtió en un hábito emocionante que, en poco tiempo, se volvió un poco excesiva. Seguía corriendo mi despertador a una hora más temprana cada día. Si terminas como yo, eventualmente tendrás que irte a la cama realmente temprano. Recuerda: Una reparadora noche de sueño es fundamental para los pacientes con tinnitus.

Nota del autor: Para cuando estaba escribiendo esta sección, mi alarma para despertar había retrocedido a casi 3,5 horas antes del amanecer. Mi percepción de tinnitus durante este período fue de Nivel 1 (alrededor de dos niveles más bajos de lo normal) durante los últimos cuatro días.

7 - CONOCE AL NUEVO JEFE, NO ES EL MISMO QUE EL VIEJO JEFE.

Tratar eficazmente con el tinnitus en el trabajo puede convertirte en un empleado invaluable.

Los empleados regulares (aquellos sin tinnitus) pasan mucho tiempo buscando distracciones. Tú, al contrario, puedes usar tu trabajo para distraerte de tu tinnitus.

De hecho, tu tinnitus te hace un 66% más productivo que tus compañeros de trabajo. ¿por qué? En promedio, la persona del cubículo junto al tuyo pasa dos horas al día navegando por Internet y revisando las redes sociales, las dos cosas que un empleado con tinnitus no puede hacer.

El trabajo es una doble bendición para las personas con tinnitus. Proporciona un ingreso y una fuga de ocho horas del zumbido en sus oídos.

Si trabajas en una tienda o entorno de campo, la combinación de actividad física, concentración mental y ruido de fondo más fuerte, por lo general amortigua, si no silencia por completo, el tinnitus.

Si trabajas en una oficina con un ambiente más tranquilo y ausencia de actividad física, significa que tendrás que trabajar más duro para reducir tu nivel de percepción.

El truco para convertirse en un empleado de oficina súper productivo y altamente rentable es pensar en tu tinnitus como un jefe invisible. Este jefe no mira por encima de tu hombro para ver lo que estás haciendo, lee tu mente y comienza a quejarse en el momento en que tu atención se desvía de tus objetivos de trabajo.

¿Quieres callarlo y ganar más dinero? Establece algunas nuevas metas de trabajo.

Haz un balance de cuánto trabajo haces en un día normal. ¿Puedes hacer un 10% más? Hoy, trata de hacer un 10% más de llamadas de ventas, terminar un 10% más de informes, o llenar un 10% más de formularios que ayer. Completar el trabajo adicional requerirá niveles ligeramente mayores de concentración, pero reducirá tu nivel de percepción de tinnitus todo el día.

Para ayudarte a establecer una meta de trabajo específica, primero determina qué tareas agregan el mayor valor a tu empleador. Créeme, en algún lugar tu empleador tiene una figura financiera con tu nombre. Esta cifra es el beneficio total que les aportas por hora. Si te pagan $25 por hora en salario y beneficios y tú traes $28 en ingresos de la compañía, vales $3.00 la hora. Cualquier aumento, por no hablar de un asombroso 10%, es un aumento puro en sus resultados.

Tu tinnitus hace que reemplazarte en tu trabajo resulte imposible. Tu trabajo te ofrece una manera rentable de obtener un ingreso MIENTRAS tú te habitúas cómodamente.

La próxima vez que tu tinnitus te moleste en el trabajo, aplica los recursos adecuados y conviértelo en un activo profesional.

8 - EL PLAN MAESTRO PARA EL DORMITORIO PRINCIPAL

Conseguir una noche completa de sueño de calidad, noche tras noche, toma un poco de planificación y autodisciplina, pero es posible.

Seis sencillos pasos para dormir extraordinariamente bien, con tinnitus

1. Paso uno: Establece un objetivo de sueño.

   Determina cuántas horas de sueño necesitas para estar completamente preparado para el día siguiente.

2. Paso dos: Crea un horario para dormir.

   Establece una hora para acostarte que te permita dormir durante las horas de sueño que necesitas.

   Nunca alteres tu horario. Necesitas entrenar tu cerebro y tu cuerpo para un maratón de sueño. No duermas extra los fines de semana ni cuando estés de vacaciones.

3. Paso tres: Evita la exposición a los tres enemigos jurados del sueño de calidad: alcohol, nicotina y cafeína.

4. Paso cuatro: Dos horas antes de acostarte, apaga tus artilugios. Esa televisión de 60" emite mucha luz que aniquila tu melatonina, y los programas de televisión están destinados a ser emocionantes, no relajantes. Cualquier uso visual de dispositivos electrónicos debe evitarse a partir de este momento.

   Nada de comidas pesadas. Se cree que comer antes de acostarse tiene posibles efectos negativos en tu sueño REM, y también podría hacer más difícil o que te tome mucho más tiempo el dormirte. Comer justo antes de irte a la cama también puede causar indigestión y acidez estomacal, lo que previene o interrumpe el sueño.

5. Paso Cinco: Una hora antes de acostarse.

Ordena tu casa mientras escuchas un audiolibro o podcast interesante. Usar de forma rutinaria una distracción del tinnitus antes de dormir ayuda a reducir el nivel de percepción, pero hay algunos otros beneficios adicionales:

> a. Disfrutar de una gran historia o estudiar un tema interesante ayuda a eliminar los problemas de tu día.
> b. Darse cuenta de que comenzarás tu mañana con una casa limpia puede animarte y darte una sensación de haber adelantado tus metas para el día.
> c. Saber que no hay manera más productiva de pasar tu última hora despierto es un increíble estímulo que te ayudara a sentir que mereces ir a la cama.

6. Paso Seis: Duerme en una cueva.

Tu dormitorio debe ser un lugar fresco, oscuro y tranquilo; utilizado sólo para el sueño y el sexo.

Trata de conseguir una temperatura ambiente de entre 60-67 grados. El cuerpo se enfría naturalmente mientras se prepara para inducir el sueño. Un dormitorio fresco ayuda a tu cuerpo a prepararse para dormir.

Durante el día, necesitas exponerte lo suficiente a la luz solar y al aire exterior, pero tu dormitorio debe ser un ambiente de oscuridad total. Apaga o retira cualquier fuente de luz artificial. Instala cortinas pesadas para bloquear las luces de la calle. Usa una máscara para dormir si hay alguna posibilidad de que estés expuesto a la luz.

Silencio. No estoy hablando de quitar cosas ruidosas, estoy hablando de tu mente. Si tenías un plan para tu día e hiciste una gran cantidad de cosas, deberías ir a la cama con una enorme sensación de satisfacción. Una mente tranquila y contenta duerme fácilmente.

7.   Paso Seis: Haz el desafío de 15 minutos

Si el sueño te evade, incluso por unos momentos, o tu nivel de percepción del tinnitus es un poco alto, haz el DESAFÍO. A medida que bajes el nivel de tinnitus, el sueño sobrevendrá.

¡Otro aviso legal! ¡Rayos!

Muchas personas, incluyéndome, encontramos suplementos de melatonina que nos ayudan a dormir más rápido. Pregúntale a tu médico antes de probarlos tú mismo.

9 - PUEDES LLEGAR AHÍ DESDE AQUÍ

Llevar un registro de tu viaje hacia la habituación te motivará y te ayudará a reconocer alimentos o actividades que "disparan" el tinnitus, y con la tecnología portátil de hoy en día y las aplicaciones intuitivas, nunca ha sido tan fácil.

Ahora que has aprendido a reducir la ansiedad y el miedo y el tinnitus te ha encauzado a encontrar poderosas herramientas para mejorar tu vida, progresarás hacia la habituación. En este punto, no hay nada más que hacer que esperar, ¿verdad?

Llevar un diario, el multiplicador de fuerza para lograr un mayor éxito, más rápido.

Un multiplicador de fuerza es una herramienta o técnica que convierte el poder de una persona en dos, o cinco, o diez. Con las manos desnudas nos tardamos un día en plantar un árbol, con una pala, toma unas horas. Pero con una retroexcavadora, tan solo unos minutos. Ahora, en un día, puedes plantar docenas de árboles.

Tus pequeños éxitos diarios con tinnitus, registrados en una revista electrónica, pueden llenarte de optimismo sobre el futuro. Colin Powell dijo una vez: "El optimismo perpetuo es un multiplicador de fuerza".

Registrar tu éxito puede producir resultados increíbles, pero adjuntarlo a grabaciones diarias de tus listas de tareas pendientes completadas, estadísticas de salud y fitness, e hitos de objetivos, puede conducir a logros desproporcionados.

Entonces, mientras estás en el camino a la habituación, ¿por qué no pasar más tiempo trabajando para realizar tus sueños de por vida?

Seamos sinceros, todos nosotros albergamos la esperanza de que eventualmente nos encontraremos con la razón física de nuestro tinnitus. Si no podemos descartar inmediatamente una causa (como la exposición al ruido), intentamos mejorar nuestro sueño REM, hacer más ejercicio o tal vez eliminar el estrés de nuestras vidas. Honestamente, la mayoría de nosotros probamos un enfoque general, y trabajamos para mejorar cada aspecto de nuestra salud. La mayoría de nosotros no encontraremos una cura milagrosa de esta manera, pero todos podemos construir sobre los positivos beneficios de nuestros intentos.

1. Si tú también has cambiado dramáticamente tu vida utilizando una mezcla de nuevas opciones de alimentación saludable y creando hábitos constructivos y diarios, registrar tus esfuerzos y resultados puede mantenerte en ruta y aumentar tu éxito continuo.
2. Usa la tecnología portátil para registrar tu frecuencia cardíaca en reposo, los niveles de ejercicio y la calidad del sueño.
3. Registra los alimentos que comes en tu diario de alimentos si estás haciendo dieta. Esto podría ayudarte a identificar cualquier posible "disparador" que aumenten el nivel de tinnitus.

Pasa el segundo segmento de 20 minutos de tu hora de energía registrando tu habituación y nivel de percepción de tinnitus actual, así como para documentar tus metas y revisar tu lista de tareas previstas para el día.

10 - PICOS

Usa tus picos para acelerar tu habituación y lograr más objetivos.

Un pico es un repentino e inesperado cambio en el volumen, el sonido o la intensidad de tu tinnitus normal. Espéralos, acéptalos y trabaja a través de ellos. Los picos no son contratiempos, no son permanentes y no ocurren porque "hayas hecho algo malo".

En serio, los picos no son la gran cosa. Sí, inicialmente pueden crear preocupación y culpa, pero no son el monstruo en el que los hemos transformado.

- Los picos no duran mucho. 1-3 días, por lo general y disminuyen rápidamente.
- Se controlan bien con el Desafío de 15 Minutos, especialmente a la hora de acostarse.
- A veces, si llevas un diario, podrás identificar los desencadenantes del tinnitus.
- Después de un pico, tus niveles normales de tinnitus tendrán menos impacto, lo que significa una mayor habituación.

Comienza a pensar en picos como los primeros días de dejar de fumar o comenzar una nueva rutina de ejercicios. Esa pequeña molestia y estrés es algo que hay que empujar a través de un tú más saludable.

Superar un pico es más fácil si lo planeas.

1. Ten una lista de tareas en las qué trabajar.

Tareas que requieran tiempo, trabajo físico, poco o ningún pensamiento. Segar, pintar, limpiar una habitación profundamente, organizar un cobertizo. Lleva tu teléfono y camina metódicamente por cada habitación de tu casa, alrededor de cada pieza de tu propiedad y patio, recogiendo imágenes de y todo lo que necesita ser arreglado, organizado o limpiado. Hazlo como si fueras un posible comprador de vivienda, encuentra razones para bajar el precio de venta.

Ahora, convierte estas imágenes en una lista de tareas.

2. Aprende mientras trabajas.

Mientras trabajas en tus tareas, escucha un audiolibro o podcast. Elige un tema que sea de tu interés o uno sobre el que quieras aprender. La única condición es que debe requerir tu atención.

Mantén el volumen lo más bajo posible. Sí, quieres proteger tu audición, pero hay otra razón. Al bajar el volumen lo suficiente, tendrás que concentrarte más.

Este método de tratar con picos reduce mucho estrés.

- Estarás demasiado distraído para notarlo.
- Harás que tu cuerpo se mueva.
- Completas esas tareas molestas que hay que hacer para que puedas dejar de preocuparte por ellas.
- Obtendrás grandes victorias mediante el uso de tu tinnitus para mejorar la calidad de tu vida.
- Obtienes más control sobre tu tinnitus al aprender a controlar tu reacción al aumento de la percepción.

Después del pico.

- Tu tinnitus regular será más fácil de ignorar. Esto se debe a que en realidad te habitúas un poco, incluso en períodos cortos de tiempo, al nivel del incremento.
- Es posible usar tu diario para identificar qué causa tus picos.

Espera sentirte imparable. Después de haber superado fácilmente algunos picos, nada en el mundo tendrá el poder de interponerse en tu camino. No eres sólo un sobreviviente, eres la persona que camina 10 millas a través de la nieve profunda con una pierna rota para conseguir ayuda para los demás.

Los picos son difíciles, pero emerges del otro lado auto disciplinado, completamente en control de tus emociones, y enfocado.

Eventualmente, incluso los picos serán apenas perceptibles.

11 - EPÍLOGO:

Antes de que te vayas, quiero que sepas que llegará el día en que notarás tu tinnitus y lo descartarás sin pensarlo. Será como la punta de tu nariz; está allí un momento y se olvida rápidamente.

¡Aprovecha ese momento! Celebra, regocíjate en él, y luego tiende la mano para mostrar a los demás dónde encontraste el agua del desierto.

Ahora posees conocimientos y experiencias que pueden dar esperanza a otros enfermos de tinnitus. Encuéntralos, confortarlos, ayúdalos. El día que lo hagas, descubrirás lo que es el verdadero significado y propósito de tu vida.

Para que yo mismo no cometa el pecado del desierto, debo confesar que creo que Jesucristo es el Señor. Creo que mi tinnitus fue un regalo. Me ha hecho amarlo cada vez día más.

Si encontraste esto útil, si me gané tu confianza, entonces confía en mí con esta frase final.

"CREED EN EL SEÑOR JESUCRISTO, Y SERÉIS SALVOS" "CREED EN EL SEÑOR JESUCRISTO, Y SERÉIS SALVOS" (HECHOS 16:31).